MÉDECINE HYPODERMIQUE

NOTES PRATIQUES

SUR

L'INJECTION SOUS-CUTANÉE

PAR

Le docteur J. ROUSSEL de Genève

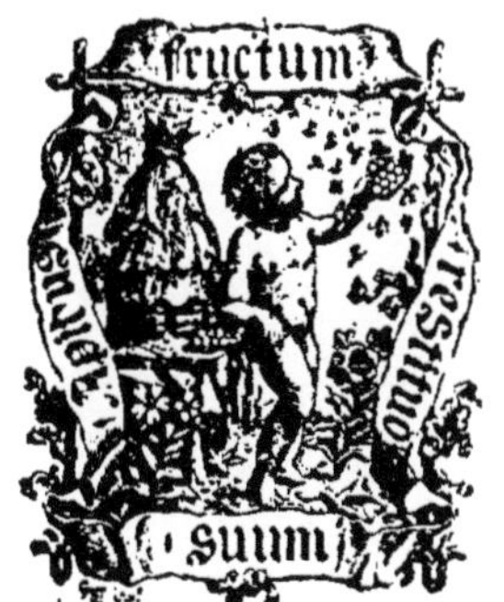

SOCIÉTÉ DES ÉDITIONS SCIENTIFIQUES

SCEAUX

IMPRIMERIE CHARAIRE ET Cᵉ

68 ET 70, RUE HOUDAN, 68 ET 70

--

1895

NOTES PRATIQUES

sur

L'INJECTION SOUS-CUTANÉE

par

Le docteur J. ROUSSEL (de Genève)

INTRODUCTION

Avant 1880 ou 1883, le procédé de l'injection sous-cutanée était fort indifférent à la masse du corps médical français. On ne l'appliquait encore que rarement, et seulement à des injections de morphine administrées à des malades « in extremis » ou à des sujets souffrant de violentes douleurs. Ni les uns ni les autres de ces patients ne songeaient à se plaindre de la souffrance locale, atténuée ou dissimulée par le sommeil, la narcose, bientôt produite par le médicament auquel on demandait non pas de guérir mais de calmer.

La morphinomanie était encore bien rare, et lorsqu'après abus prolongé d'injections très imparfaites apparaissaient des accidents cutanés, les médecins les attribuaient à une nouvelle et vague diathèse morbide provoquée, désignée sous le nom de morphinisme, qu'on négligeait d'observer de plus près, la considérant, pour ainsi dire, comme une juste punition des excès du morphinomane.

Le corps médical, était bien loin de supposer que l'injection sous-cutanée pût devenir une sérieuse méthode d'administration thérapeutique, il ne s'intéressait pas à chercher d'autres médicaments capables d'être injectés; le *Formulaire* de Bricon et Bourneville restait comme une simple recueil de remèdes employés à l'étranger, présentés à la suite l'un de l'autre, sans examen critique, sans indications suffisantes des vertus, des uns, et des défauts des autres, et sans que des expérimentations, personnelles aux présentateurs, puissent recommander quelques uns de ces remèdes à la confiance des praticiens.

La seringue de Pravaz, destinée à l'instillation de quelques gouttes de solution coagulante de perchlorure de fer dans les nodosités des veines variqueuses, était demeurée sans perfectionnement. Son cylindre de verre était mastiqué sur des embouts d'argent, son piston de cuir gras se manœuvrait par tours d'une longue vis, taillée sur sa tige; pour aiguille était une canule d'argent, mousse et munie d'un mandrin d'acier appointi en trocart, ou trois quarts.

Enfin, aucune précaution visant la propreté n'était recommandée pour la pratique des injections. Telle était la position de l'injection sous-cutanée; et ma première publication sur l'injection du sulfate d'atropine (1863) était passée inaperçue.

Lorsque mon nom eut acquis quelque notoriété, par l'invention de la méthode de transfusion directe du sang vivant et de son appareil, ainsi que par un grand nombre d'heureuses transfusions et d' « infusions » intra-veineuses accomplies dans les hôpitaux de Paris (1880-84), je crus pouvoir, plus facilement, arriver à la mise en lumière de la troisième partie de la « thérapeutique administrée après effraction de la peau », dont la transfusion du sang et l'infusion de liquide dans les veines étaient les premiers chapitres.

Membre des sociétés de « Médecine pratique », de « Thérapeutique », et d'autres encore, qui, m'avaient fait l'honneur de m'inscrire sur leurs listes, à propos de la Transfusion, je présentai successivement, les formules injectables, les effets physiologiques et thérapeutiques, et les indications des divers médicaments que j'avais, de 1863 à 1883, adaptés à l'administration sous-cutanée. Ce furent la *strychnine* et l'*arsenic* sous forme d'arséniate de strychnine; le *fer* salicylate, le *mercure* cyanure, le *phosphate* de soude, que j'avais découvert comme tonique reconstituant, en l'étudiant comme purgatif; l'*hyposulfite* désinfectant; l'*or* chlorure double; la *quinine*, bichlorhydrate ou lactate; puis l'*antipyrine*; la *spartéine*, dont j'ai démontré l'action régulatrice du cœur, diurétique et antisudorale.

Les « Bulletins » de ces Sociétés 1883, 84, 85, demeurent comme les seuls témoins de mes efforts pour divulguer l'ensemble d'une médication administrée par la peau, qui fut d'emblée combattue par la coalition des intérêts de tous ceux dont la position scientifique et la fortune dépendaient des médications par la bouche.

Sans me décourager, j'ai publié depuis 1886, 87, 88 et 1893, une découverte plus considérable pour l'avenir et pour l'hypodermie. Celle de l'injection des « huiles végétales » servant de véhicule aux essences volatiles et aux corps caustiques, insolubles dans l'eau : l'eucalyptol, le menthol, le thymol, le camphre, le paraldéhyde, le phénol, le salol et enfin le phosphore.

La seringue de Pravaz, par trop insuffisante, avait depuis longtemps été perfectionnée, mais, pour l'injection des essences et des huiles, je fus obligé à un nouveau perfectionnement indispensable, et j'avais présenté une seringue formée d'un cylindre tourné dans une seule pièce de *celluloïde* transparent, non poreux et aseptique, et pouvant contenir de un à cinq centimètres cubes de liquide.

J'avais, en même temps, reconnu l'insuffisance et les graves inconvénients pratiques des courtes aiguilles de deux centimètres jusqu'alors seules en usage, et je les avais remplacées par des aiguilles longues de quatre à cinq centimètres, qui longtemps repoussées, sont aujourd'hui seules employées.

Dès l'origine, j'ai indiqué les accidents auxquels on expose le patient, en pratiquant la piqûre en divers points du corps, et j'ai fixé le lieu d'élection dans l'espace compris entre la crête iliaque et une ligne transversale passant au-dessous du creux trochantérien. Cette partie du corps est aujourd'hui préférée par tous les praticiens.

Pendant cette suite d'années consacrées au développement de la méthode hypodermique, quelques traducteurs firent connaître quelques-uns des médicaments proposés en Allemagne et en Angleterre, mais je ne crois pas que soit apparu un seul nouveau remède injectable, d'origine française.

En fait, personne n'avait eu le courage — ou l'imprudence — d'entreprendre, sur son propre corps, les longues séries de piqûres et d'injections, qui seules, peuvent faire découvrir un nouveau remède injectable, élucider sa valeur thérapeutique, trouver son véhicule, fixer son titre de concentration et formuler ses doses. L'expérimentation d'une substance inconnue faite sur un malade, serait un grave sévice; faite sur des animaux sains, elle n'indique rien, ou presque rien, qui puisse sérieusement se rapporter à l'homme malade.

Toutefois, pendant ces dix ou douze années, l'injection sous-cutanée est entrée dans l'esprit du corps médical: beaucoup de choses, bonnes ou mauvaises, ont été dites, qui ont été mieux entendues que ne le fût ma faible voix, et qui ont peut-être utilement, en pratique, encombré de notions contradictoires le champ d'étude de l'hypodermie.

Après ma publication de l' « eucalyptol injectable », avril 1886, et de ma communication à l'Académie, du « Traitement de la phtisie par les injections sous-cutanées des essences antiseptiques en solutions huileuses », propositions qui dédaignées, en apparence, furent rapidement plagiées, et à peine dissimulées sous d'insignifiantes variantes, représentées sous d'autres noms plus officiels que le mien: après les suggestives et illusionnantes proclamations des inoculations virulentes, aussi terriblement nuisibles que médicalement impuissantes contre le charbon, la rage et la tuberculose; qui, quoi qu'on en dise, n'ont jamais guéri un seul cas de la maladie confirmée, mais ont abrégé la vie de milliers et de milliers de malheureux supposés atteints : la Méthode hypodermique s'est largement répandue parmi les expérimentateurs et les praticiens.

Ce procédé a profondément pénétré dans l'esprit public, depuis la divulgation du mystérieux pouvoir attribué par Brown-Séquard, à l'imprégnation de l'homme par des liquides testiculaires et par des sucs animaux; injections successivement portées aux nues par l'enthousiasme de commande des plus retentissantes trompettes officielles, et prônées par les orateurs les plus diserts, s'ils ne sont les plus savants; toutes, aujourd'hui, reniées par leurs admirateurs inconstants. Ce procédé a progressé plus récemment encore, depuis le lancement des sérums, les uns apocryphes, qui ne sont que des solutions salines, les autres plus vrais, mais plus inabordables au contrôle des praticiens, provenant du sang pur de la chèvre ou du chien, ou du sang « toxiné » de l'âne ou des chevaux allemands de Behring, et français, de Roux. Que Dieu prête à ces savants de plus longs succès qu'à leurs prédécesseurs.

Pendant et après ces mirifiques annonces, la notion de l'injection sous-cutanée est devenue universelle, mais sa pratique est demeurée incertaine; son manuel opératoire est encombré d'une foule d'erreurs et de superfluités, inspirées à leurs auteurs par leur manque absolu d'expérience personnelle et, par leur méconnaissance des conditions, bien peu nombreuses pourtant, et bien simples, qu'exige l'emploi de la méthode hypodermique.

Il doit être permis au doyen de tous ceux qui tiennent une aiguille hypodermique, à celui qui, depuis trente-quatre ans achevés, a pratiqué de sa main beaucoup plus de piqûres que tout autre, il doit lui être permis de fixer le manuel opératoire, qu'après de nombreux perfectionnements successifs son expérience lui a indiqué comme le seul parfait.

Je déblayerai le terrain hypodermique des erreurs, des embûches et des impédimenta dont il est encombré, avant de répéter les quelques lignes pratiques que j'ai bien souvent publiées, depuis dix ans surtout, mais pas assez souvent encore, paraît-il, puisque tant d'hommes de bonne volonté les ignorent.

I. Quant à l'instrumentation :

C'est une erreur et un danger de se servir de seringues dont quelques parties sont opaques et non parfaitement transparentes, telle que la seringue à cylindre de verre monté d'embouts de métal, ou de caoutchouc durci, ou de celluloïde coloré. Les parties opaques ne sont jamais certainement propres, elles peuvent cacher des particules solides dont la projection sous la peau produira un abcès; les mastics, qui collent les embouts, se dissolvent dans la solution et l'adultèrent, ou ils se liquéfient dans l'eau bouillante de stérilisation et la seringue se trouve démontée.

Il est superflu que la tige du piston soit munie d'un pas de vis, ou d'un curseur divisant le contenu de la seringue; la seringue doit être, le plus ordinairement, vidée pendant l'injection et c'est une embûche sérieuse, et un danger, de vouloir injecter des solutions assez saturées de médicaments actifs, pour qu'il soit nécessaire d'estimer, par centième ou dixième de centimètre cube, le volume du liquide à injecter.

C'est une erreur que se servir d'une seringue d'une contenance plus grande que cinq centimètres cubes: au delà les seringues deviennent trop larges de calibre, relativement à la fine lumière de l'aiguille, la propulsion du liquide exige une pression très exagérée qui enlève toute délicatesse à la main de l'opérateur et fait trembler la pointe de l'aiguille, mouvement qui lacère les tissus et provoque l'issue de gouttelettes de sang, produisant une ecchymose sous-dermique. L'injection ainsi faite, demande un temps prolongé qui lasse la patience du malade, par la continuité et la répétition de la douleur locale, fût-elle même légère, produite par l'aiguille et surtout par la distension des mailles du tissu fibro-nerveux sous-cutané.

C'est une plus grande erreur, de se servir de « propulseurs » mécaniques montés sur un réservoir, en façon d'irrigateur Eguisier, qui exigent du malade injecté, une immobilité et une patience, soutenues parfois pendant plus d'une demi-heure; injections qui laissent une grande bosse liquide, fort douloureuse par distension et par contact prolongé de la solution, fût-elle la plus anodine, sur les cylindraxes terminaux des filets nerveux.

Pour administrer 10 centimètres de solution, il est de beaucoup préférable de pratiquer deux piqûres voisines, avec deux seringues de 5 centimètres cubes.

Ceux qui jugent nécessaire d'injecter 20, 30 centimètres cubes, ou plus, d'un liquide anodin, doivent renoncer à l'injection sous-cutanée et pratiquer l'opération dont le vrai nom est « infusion », et par laquelle de grands volumes de liquide sont lancés « dans une veine » ou dans une cavité splanchnique, mais non pas sous la peau.

La théorie des injections sous-cutanées à grandes doses des solutions aqueuses repose d'ailleurs sur une double erreur; la première est de choisir un remède assez peu soluble pour ne pouvoir fournir une dose efficace dans le volume normal d'une injection, ou assez caustique pour avoir besoin d'être trop largement dilué; la seconde est d'attribuer une action thérapeutique à l'eau du véhicule — d'une injection sous-cutanée, s'entend — ainsi que l'a fait récemment un auteur qui a volontairement jeté dans l'esprit public une très regrettable confusion, ou très profitable, en décorant du nom de « transfusion » la plus simple des injections, et du titre de « sérum artificiel » une vulgaire solution de sels de soude.

Quoi qu'on en ait dit, un peu partout par copie mutuelle, j'affirme par expérience personnelle, que l'eau injectée sous la peau à dose normale, n'a aucune action, ni thérapeutique, ni douloureuse. Les phénomènes observés ont été mal interprétés, quant à leurs causes, ils provenaient tous d'un traumatisme, par l'aiguille, par la température ou l'impureté de l'eau, ou par distension des mailles du tissu cellulaire.

Il en est tout autrement du véhicule « huile végétale », qui se transforme en graisse dans les chlorures sous-cutanés, s'absorbe, s'assimile et devient alimentaire.

2. Quant aux aiguilles :

C'est une erreur de se servir d'aiguilles courtes, de 1 à 2 centimètres, telles que celles qui se vendent avec les seringues à morphine, car alors la solution demeure enkystée dans l'épaisseur du derme, ce qui est douloureux; ou, une partie du liquide reflue et ressort, chassée par l'élasticité de la peau ; ou encore, si on a piqué perpendiculairement sur la peau mince de l'avant-bras, ce qui est une grande faute, on a atteint un muscle, une aponévrose, un tendon ou un vaisseau, et on a lésé l'un des appareils si délicats des fonctions de la main.

C'est une faute et une embûche dangereuse de prendre une aiguille longue, et de percer l'aponévrose pour injecter dans l'intérieur d'un muscle, fût-il le plus tolérant comme le fessier ; l'absorption se fait alors par les capillaires sanguins et elle est beaucoup trop rapide, ou la solution pénètre en masse dans une veine ou dans une artère, et ses effets sont encore cent fois plus dangereux, car on a pratiqué, sans le savoir, une injection intra-vasculaire, et non point l'injection sous-cutanée à absorption progressive, par endosmose dans les capillaires lymphatiques, pour laquelle la solution avait été dosée.

C'est encore une embûche et une erreur de fait, de piquer dans un muscle avec une aiguille à trocart, ou séparée de la seringue, afin d'attendre si quelque goutte de sang sortira par l'aiguille et fera savoir que l'on risque, ou non, d'injecter dans un vaisseau ; car la pointe de l'aiguille peut très bien avoir traversé une veine et avoir logé sa lumière un peu plus loin, alors le sang ne sortira pas de la veine comprimée dont la blessure est momentanément obturée, mais la solution trouvera très facilement son entrée dans cette veine, dès que l'aiguille aura été retirée, et que la tension élastique des tissus repoussera le liquide, etc.

C'est une erreur de flamber l'aiguille, sous prétexte d'asepsie, de stérilisation. L'aiguille flambée peut contenir encore quelques particules solides, qui séchées, ne pénétreront que mieux sous le derme. L'aiguille, rapidement passée dans une flamme et bleuie, ne sera pas du tout stérilisée, si elle avait été infectée par l'un de ces virus, ou microbes septiques, dont la vitalité ne cède qu'à la chaleur du rouge. L'aiguille rougie est désaciérée, dépolie, rugueuse, sa pointe n'est plus tranchante, c'est une aiguille à jamais hors d'usage. Les aiguilles d'or, de platine, d'iridium, etc., sont obligatoirement trop épaisses de métal et trop grosses extérieurement pour leur trop fine lumière ; quoique plus résistantes au feu, elles n'en sont pas moins dépolies, détrempées et détériorées, leur pointe ne pique plus ; leur prix exagéré ne permet pas d'attribuer comme cela est indispensable, plusieurs aiguilles à chaque malade et une seringue avec ses aiguilles à chaque remède.

Il est curieux d'observer combien une variation infinitésimale et invisible à la loupe, dans la forme d'une pointe d'aiguille, rend la piqûre de celle-ci plus douloureuse.

Le praticien hypodermiste doit savoir affiler les becs de ses aiguilles, il doit savoir en essayer la piqûre sous l'épiderme de la paume de son pouce gauche ; il observera qu'une aiguille passe sous l'épiderme sans produire la moindre sensation, et que l'autre pique avec une réelle et vive douleur ; il regardera ses pointes à la loupe et n'y verra aucune différence ; seule une longue pratique lui fera distinguer que l'un de ces becs, d'apparence si semblable, est rectiligne, que l'autre est recourbé en avant, ce qui est bien, ou en arrière ce qui fait crochet; que la pointe de l'une est piquante et que l'autre est tranchante; que l'ovale de l'un est plus allongé, plus symétrique, tandis que l'autre est plus bref, plus court; que le bord du trou porte une rebarbe ou forme un ressaut qui accroche l'épiderme l'enfonce et l'entraîne, au lieu de se glisser en dessous.

C'est une superfluité que prendre le soin d'insinuer un fil d'archal dans le canalicule de l'aiguille, après la piqûre; en entrant ce fil métallique on déforme et retrousse le bord si extrêmement mince affilé vers le trou; et si l'aiguille est restée intérieurement humide, l'oxydation de l'acier se produira beaucoup plus vite, par catalyse, au contact du fil de laiton. Si on insinue dans l'aiguille un crin de Florence ou de cheval, ou de blaireau, au lieu de fil d'archal, l'oxydation n'en sera pas diminuée, mais, en plus, on pourra craindre la septicité produite par la substance animale.

Le fil d'archal doit être placé dans l'aiguille neuve par le fabricant; le médecin le retire quand il va se servir de l'aiguille, mais il doit, à ce moment, affiler le bec sur une pierre du Levant; et surtout, il doit faire passer dans l'aiguille quelques gouttes du liquide à injecter, afin d'expulser, sur un linge blanc, les particules de rouge à polir ou de poussière, qui peuvent, sans reproche, se trouver dans une aiguille venant de la fabrique. Les solutions injectables étant toujours antiseptiques et aseptiques, ce simple lavage assure l'asepsie de l'aiguille, bien mieux que tout flambage.

3. Quant aux précautions générales, dites antiseptiques :

J'ai, plus haut, démontré que le flambage de la seringue et de l'aiguille sont des illusions décevantes ou des précautions superflues. Il en est de même des manœuvres de « décapage » de la peau. À moins que mon client ne soit réellement malpropre, ce qui est très exceptionnel, et auquel cas je l'envoie se baigner avec un savon de Lesour, au Cy.Hg.; ou, ce qui est fréquent, à moins qu'il soit fiévreux, à peau moite ou suante, et alors je le sèche avec un linge propre de lessive ou de la ouate chirurgicale. Sauf en ces cas, comme mes clients sont journellement ablutionnés et lavés avec le savon antiseptique, je ne prends jamais aucune de ces bizarres et inutiles précautions que certains classiques, faisant de la théorie et non pas de la pratique, professent, en se trompant totalement sur le lieu où se cache le danger de septicité qu'ils redoutent.

Je ne fais ni lavage préalable au sublimé ou à l'acide phénique, ni aspersion d'alcool, ou pulvérisation d'éther; ni, etc., etc.; toutes manœuvres, dont le résultat le plus clair et le plus immédiat est de rougir la peau, d'y attirer le sang, de la rendre plus sensible et plus turgide, si bien qu'une goutte de sang se présentera souvent au sortir de l'aiguille, ou s'étalera sous la peau et y produira une tache ecchymotique. Mes aiguilles sont perpétuellement aseptiques, je jette aussitôt celles qui ont dû plonger dans un point purulent ou virulent; celle que je vais employer est neuve et propre, elle sort d'un flacon où elle baignait dans de l'huile aseptique, ou dans une solution stérilisante de carbonate de soude tout simplement; elle en est mouillée; elle dépose sur le bord de la piqûre un cercle d'huile aseptique, qui suffirait à éloigner de l'aiguille le contage de la peau la plus infectée, donc je ne risque jamais d'entraîner avec l'aiguille aucune parcelle septique.

Plus loin, en décrivant les solutions « injectables », au sens particulier que j'ai donné à ce mot, en le créant pour être ma « marque [1] » personnelle des solutions que j'ai expérimentées sur ma personne et dont je me tiens pour responsable, je dirai comment et pourquoi se trompent, sur l'origine des accidents qu'ils occasionnent à leurs patients, ceux qui prônent tant d'illusoires précautions antiseptiques, décapage de la peau, etc

4. Quant aux remèdes à injecter et à leur « spécialisation » :

Il est une sérieuse précaution pharmaceutique à prendre, si l'on veut avoir la certitude d'obtenir des substances médicales, très actives, leur maximum d'effet utile, avec l'absence réelle de tout danger. Elle est, d'abord, de préparer les solutions injectables avec la plus sérieuse « asepsie », et selon les formules les plus pratiquement expérimentées. Ces premières précautions sont usuelles à tout pharmacien expert en hypodermie, consciencieux, et opérant lui-même. Mais, condition plus difficile, il faut obtenir la certitude de « l'identité » du produit primaire chimique ou botanique; or, nous savons que les produits les plus actifs, et par cela même les plus dangereux : produits chimiques, alcaloïdes cristallisés, produits botaniques et essences cristallisables, etc., varient du tout au tout, sous la même formule dénominative, selon qu'ils sortent de telle ou telle fabrique; ou qu'ils proviennent de telle nation, quant aux corps chimiques; ou de telle latitude et de telle saison, quant aux substances botaniques.

L'expérience la plus avérée démontre même que la meilleure fabrique ne saurait garantir de fournir constamment un produit conforme à un précédent échantillon. On sait que les sels s'altèrent, s'hydratent ou se déshydratent avec le temps, etc. Comment un pharmacien dispensateur « dispensing chemist » approvisionné par une droguerie centrale, laquelle se fournit en divers lieux, au mieux de la science, mais aussi au mieux de ses intérêts, peut-il donner la certitude que sa préparation actuelle, d'une solution hypodermique, est identique comme action à celle qu'il a préparée il y a six mois, et le sera à celle qu'il fournira dans six mois.

---

1. En mars 1887 le mot « *injectable* » n'existait dans aucun dictionnaire, je l'ai créé et l'ai « déposé » à Paris comme « marque de fabrique » commerciale des produits de mon laboratoire. Déjà en août ma marque fut usurpée par des contrefacteurs lyonnais, qui, de plus, me diffamèrent outrageusement; condamnés trois fois par les tribunaux, ils demeurèrent cependant les favoris des officiels. Mes protestations et mes avertissements étant restés comme lettre morte, je me suis désintéressé des accidents dus aux formules mal copiées, qui ont déconsidéré l'hypodermie aux yeux des gens superficiels, et notamment les ont fait dénier la curabilité de la phtisie, pourtant certaine au moyen de l'antisepsie pulmonaire : comme la neurasthénie, par déphosphoration, est curable au moyen du phosphore et des phosphates « injectables ».

A elle seule, cette inéluctable incertitude démontre l'absolue nécessité et la légitimité de la « spécialisation » en ces matières si délicates et si importantes.

Ceux-là même, qui s'efforcent de nous convaincre de la sincérité de la conviction avec laquelle ils repoussent et anathématisent la « spécialité », sont si peu convaincus, que lorsqu'ils veulent posséder un chronomètre, ils cherchent sa fabrique spéciale, et n'achètent point leur montre au bazar. Ils font ainsi pour tous achats sérieux. Ils savent que, par l'ancienneté de sa fabrication; par les travaux, les études, les frais qu'il y a consacrés; par son entente des meilleurs procédés de production; par son aptitude à choisir les matériaux, les outils et les ouvriers; par son ambition même d'augmenter sa bonne renommée, le maître horloger, ou bottier, est réellement plus apte que tout autre, à fournir la marchandise à laquelle il a attaché son nom, et dont il a, peut-être, inventé ou perfectionné le genre.

Cela est vrai, et il est aussi vrai que celui auquel on demande conseil pour un tel achat, et celui qui formule, a le droit strict, le devoir réel, d'indiquer la fabrique qu'il sait être, très probablement, la meilleure, puisqu'elle est « spécialisée ».

Donc, quoi qu'en disent, en professent ou en ordonnent ceux qui, du fond de leur routine intéressée, régentent le corps médical, c'est à un « Laboratoire hypodermique », sérieusement « spécialisé » que les praticiens honorables, soucieux de la vérité scientifique et du bien de leur patient, doivent demander leurs solutions hypodermiques; sinon, qu'ils continuent à formuler l'allopathie pharmaceutique du Codex et de l'Ecole; là, on demande aux substances médicales si peu d'action précise, que leur provenance et leur pureté sont négligeables; là les feuilles de Jaborandi [1] peuvent être déjà privées de pilocarpine, là, les produits chimiques peuvent être, indifféremment, français, allemands ou anglais.

Il en est tout autrement en hypodermie. Non seulement les formules chimiques ou botaniques et le dosage du titre doivent être scrupuleusement identiques, dans tous les flacons de détail fournis aux médecins, afin que la réaction médicatrice soit constamment la même; mais il faut encore que la réaction locale, celle de la peau et des tissus sous-jacents, ne varie jamais et ne devienne pas un instant la cause d'une inflammation, ou d'une douleur inattendue. Or, les filets nerveux peauciers sont des « réactifs d'épreuve » bien autrement délicats et sensibles que les plus subtils réactifs chimiques, que les plus délicates balances.

Les innombrables glandules du derme, les leucocyties, les cellules, les capillaires lymphatiques et leur ganglions sont encore des réactifs de la plus exquise sensibilité, et ils forment une partie importante du « jury » organique apte à décider si telle solution

---

1. En 1889, j'ai perdu la confiance et la clientèle de Zola, de sa famille et de ses relations, parce qu'en un cas grave de congestion pulmonaire, où j'avais formulé mon traitement usuel par le Jaborandi, en affirmant sa grande puissance sudorifique, décongestivante, aucun pharmacien du quartier n'a pu fournir des feuilles de Jaborandi vrai ou non déjà épuisées par la distillation de leur alcaloïde. La malade faillit mourir en attendant l'action de ces feuilles inertes.

mérite le titre d' « injectable ». Auprès d'eux, siègent les capillaires sanguins, moins impressionnables, mais compétents contre les substances capables d'altérer la crase du sang, le coaguler ou le fluidifier.

Enfin le corps graisseux est le plus inerte de ces juges, il est parfois assez tolérant, pour se faire, pendant quelques jours, le complice ou l'atténuateur des torts du coupable ; c'est sur sa mansuétude que comptaient les auteurs des injections de mercure insoluble.

Les cellules graisseuses sont patientes, mais en revanche leur inertie à se déplacer et à se reproduire, pour combler une cavité en suppuration, retarde de longtemps la réparation des abcès creusés par les injections mercurielles abandonnées dans les paquets graisseux.

Les altérations produites par le contact de solutions défectueuses au point de vue chimique ou physique seulement, amènent des indurations aptes à êtres résorbées lentement, ou à se fondre en collections de sérosités formées de lymphes et de sang altéré et de cellules désagrégées, mais exemptes du ferment de la suppuration. Les altérations demeurent proportionnelles à l'hostilité directe de la solution caustique ou coagulante.

Il en est tout autrement, si la solution injectée a été capable d'occasionner la suppuration des tissus. Le ferment septique se reproduit de lui-même et pullule au loin, en altérant de plus en plus les cellules et les tissus plus éloignés. Au lieu d'un abcès simple et limité, c'est alors un phlegmon profond qui se déclare, avec tous les dangers de la pyohémie.

L'incision de la poche et son lavage antiseptique ont raison de ces accidents, qui d'ordinaire demeurent locaux, et guérissent plus ou moins lentement, mais définitivement.

Tel n'est point le cas si la solution était formée de substances fermentescibles et septiques par elles-mêmes, tels que le sont les liquides animaux, sucs ou bouillons, sérums sanguins, ou produits de cultures microbiennes ou virulentes ou toxinées ; alors l'altération locale des tissus est comme une quantité négligeable, vis-à-vis des désordres généraux causés par l'absorption de ces virus ferments.

Mais nous ne sommes plus ici dans la pratique de l'injection sous-cutanée médicamenteuse. C'est de l'*Inoculation* qu'il s'agit en réalité et en vérité — et nous n'avons pas à l'étudier aujourd'hui.

Disons seulement qu'il est urgent de préciser la signification des termes employés en hypodermie et de les spécialiser aussi.

« Inoculation » signifie introduction par effraction de la peau, de substances animales, organiques, vivantes ; elle comprend la « vaccination », la « toxination », etc.

« Injection sous-cutanée » ne doit s'entendre que de substances fixes, non vivantes, chimiques ou botaniques, assimilables.

« Sérum » signifie liquide tiré du sang ou des tissus animaux, non point une solution de sels purement chimiques.

« Transfusion » ne peut se dire que du sang porté dans les vaisseaux sanguins.

« Infusion » doit se dire de liquides envoyés dans les veines ou dans les cavités splanchniques.

Donner d'autres sens à ces mots, c'est se tromper ou tromper les autres.

De même un appareil employé à porter des liquides sous la peau ne peut jamais être nommer un « transfuseur », c'est un injecteur, une seringue.

Il est regrettable que « piqûre » se dise pour injection ou inoculation, car la piqûre de l'aiguille n'est que le prélude de l'opération, et ce mot effraye de nombreux malades.

Enfin, je n'ai créé le mot « injectable » que pour des solutions de substances actives, chimiques ou botaniques, préparées de manières à être exactement dosables, tolérables par la peau, absorbables, assimilables et efficaces.

La rigoureuse spécialisation des termes employés en hypodermie est aussi urgente que celle des médicaments.

Nous voici rentré dans le vif de notre sujet, et nos lecteurs comprennent la presque innombrable quantité des précautions que doit prendre le préparateur de remèdes injectables, afin que ceux-ci soient et demeurent en permanence : dosés d'une façon précise, indolores à l'injection, tolérés par les tissus sous-cutanés, absorbables par les capillaires sanguins et lymphatiques, assimilables par l'organisme, efficaces contre la maladie, et tout d'abord jamais septiques, ni fermentescibles, et incapables d'occasionner la moindre suppuration.

Il est vraiment extraordinaire, et parfois déconcertant, de constater par la sensation accusée par la peau, après la « piqûre d'essai », que tel produit, chimiquement éprouvé, et certifié comme identique au précédent échantillon, produit à l'injection une douleur telle, que la solution perd tout droit au titre d' « injectable », tandis que la précédente avait été parfaitement tolérable et indolore.

La différence entre les réactions locales amenées par une première et une seconde solution d'un remède du même nom, ne tient pas seulement au remède lui-même : la façon de le dissoudre a la plus grande importance ; tel alcaloïde, tel sel chimique demande à être dissous à froid, tel doit l'être à l'eau bouillante, tel autre, qui s'évaporerait en partie, demande de l'eau tiède.

Bien d'autres minimes détails de manipulation influent, du tout au tout, sur les solutions hypodermiques ; et ces « tours de main » ne peuvent être découverts, et employés que par des préparateurs qui se sont, avec conscience et persévérance, « spécialisés ».

5. Quant à la préparation des remèdes.

Ce ne sont pas seulement les qualités banales d'attention, de persévérance et de conscience, que doit posséder le préparateur hypodermique, il doit encore apporter à sa fonction un réel dévouement personnel ; il doit à chaque instant payer vraiment de sa personne, de sa peau.

La « piqûre d'essai », que j'ai indiquée plus haut, n'est point une vaine parole. Lorsqu'en 1862, malade et couché dans une salle du vieil Hôtel-Dieu au service de Grisolle, je me suis mis en tête de quitter la routine scholastique de médication et de chercher ma voie dans le tout nouveau et obscur sentier de « l'injection sous-cutanée », indiqué par Pravaz, Ryndt et Wood, c'est sur mon corps que je fis la première injection de « sulfate d'atropine », c'est sur moi seul que je demandai au vénérable et prudent Grisolle de continuer à doses croissantes ces injections, jusqu'à ce que l'on put déterminer si les vertus stupéfiantes, vaso-dilatatrices, anticongestives ou antispasmodiques de l'atropine, réussiraient, mieux ou moins bien, par piqûre ou par pilule, à calmer les douleurs, à détendre les spasmes, à résoudre les congestions des vaisseaux de l'enveloppe de la moelle épinière, affection que j'avais rapportée d'une rude et froide campagne dans les mers du Nord.

Ce ne fut point sans de nombreux et parfois sérieux accidents, qui effrayèrent Grisolle jusqu'à le faire renoncer, et Maurice Raynaud, son chef de clinique, jusqu'à le faire hésiter, que furent établis les faits relatés dans ma « Thèse, Paris, mars 1863 ».

« Il est démontré que le sulfate d'atropine possède les vertus ci-dessus désignées; et que ces vertus sont centuplées par l'administration sous-cutanée. Il est réellement et rapidement efficace contre les violentes douleurs, les spasmes convulsifs et les parésies congestives du « rhumatisme des méninges » *arachnoïtis*). La variable intensité de son action, après projection directe dans la circulation périphérique, le rend parfois dangereux. »

Je suis aujourd'hui certain que la variabilité des réactions vitales observées sur moi, par Grisolle, dépendait en grande partie des conditions, réellement insuffisantes, dans lesquelles les solutions, trop concentrées, étaient préparées par le pharmacien de l'hôpital, et étaient irrégulièrement divisées dans la seringue trop primitive de Pravaz, qu'on devait manœuvrer par tours de vis du piston, afin d'injecter seulement des gouttes, des demi-gouttes, des quarts de goutte d'une solution saturée violemment toxique.

J'ai persévéré à expérimenter, sur mon corps, les innombrables « solutions de recherche », des nombreux agents chimiques, botaniques, etc., etc., parmi lesquels j'ai péniblement trié les quelques remèdes « injectables » employés depuis 1872 et publiés, lorsqu'ils furent successivement « à point ». 1882, fer, arsenic, mercure, phosphates; 1884-86, eucalyptol, spartéine, menthol, thymol; 1890-93, phosphore.

Lorsqu'il s'agit de propager la nouvelle méthode et de répandre parmi les praticiens les remèdes hypodermiques, j'eus besoin d'un laboratoire pharmaceutique mieux outillé que mon modeste cabinet d'étude; et j'eus le bonheur d'inspirer, à mon collaborateur actuel, le même dévouement corporel et intellectuel qui m'avait été nécessaire. C'est bien réellement, et effectivement, que chacun des médicaments « injectables » selon mes formules, et que chaque solution successive de chacun d'eux sont expérimentés par des injections pratiquées sur le chef du « Laboratoire hypodermique » ou sur moi.

Ces expérimentations sont affirmées en tête de la liste de notre Pharmacopée, et ma conscience me donne le droit de confirmer ici cette affirmation.

Telles sont les raisons, sérieuses, pour lesquelles les praticiens qui emploient ces « remèdes injectables » peuvent le faire en toute sécurité, et avec la certitude que leurs clients en éprouveront rapidement, et efficacement, les actions thérapeutiques, annoncées aux doses prescrites et selon les indications thérapeutiques.

Telles sont les raisons pour lesquelles, lorsqu'il m'arrive parfois quelque plainte d'un confrère, dont le malade a ressenti quelque douleur, je n'hésite pas à répondre : « Cher confrère, vous n'avez certainement pas rempli votre seringue, préparé votre aiguille ou pratiqué l'injection, dans les conditions et selon les procédés que j'ai bien souvent publiés, et avec les bien simples précautions d'asepsie que j'ai indiquées. Amenez-moi votre client, apportez votre flacon et votre seringue; j'ai grand intérêt à vous montrer, *ipso facto*, que l'injection est indolore et efficace, et que toutes vos injections doivent l'être désormais pour vos clients, comme elle le sont pour les miens. »

La solubilité parfaite du corps médicamenteux dans son véhicule, eau ou huile, et l'état chimique neutre de la solution au titre qui la rend efficace sous le volume favorable à l'injection, sont les premières conditions que doit remplir chaque remède digne du nom « d'injectable », c'est-à-dire indolore, inoffensif aux tissus et efficace.

Les sels peu solubles dans l'eau, qui ont besoin de la présence d'un autre sel ou d'un acide pour demeurer dissous à un titre suffisant, ne peuvent former qu'une solution défectueuse. Ainsi le *sulfate de quinine,* qui ne peut se dissoudre que dans un véhicule acide, et devient capable de gangrener la peau est à rejeter.

Il en est de même de plusieurs autres corps, qui ne se dissolvent que dans l'eau plus ou moins chargée d'alcool. La douleur et l'inflammation locale qu'occasionnent les solutions composées interdisent leur emploi hypodermique.

Il existe, heureusement, dans la pharmacopée injectable des remèdes admirablement aptes à remplacer ces substances défectueuses. L'effet tonique du cœur, et diurétique, que l'on recherche dans l'injection de caféine, est bien plus sûrement obtenu par l'injection de la *spartéine;* l'action de la caféine sur la vitalité générale est de beaucoup surpassée par celle de l'*arséniate de strychnine,* etc., etc.

Les sels acides de la quinine doivent être remplacés par son *lactate* neutre, dont la teneur en quinine est tout aussi grande ; pendant que l'arséniate de strychnine égale ou surpasse la quinine dans la thérapeutique de la fièvre symptomatique, des infections palustres de la malaria, de l'influenza, etc.

Les sels peu solubles sont incapables de fournir une solution injectable, et à bien plus forte raison les corps insolubles. En effet : *ingesta non agunt nisi soluta.* Les substances introduites dans la circulation ne peuvent être assimilées qu'à l'état liquide, et les corps insolubles ou solides n'y sont que des corps étrangers, que l'activité vitale cherche incessamment à éliminer. Le mercure peut servir à démontrer les différences de valeur pratique et thérapeutique qu'offrent les divers états chimiques du même remède, employés en hypodermie.

En 1884, j'ai présenté, à la Société de Médecine pratique, « le *cyanure de mercure* pour la thérapeutique de la syphilis, plus spécialement tertiaire et viscérale ». Seule l'administration hypodermique d'un sel de mercure soluble, et rapidement absorbable, peut agir assez vite et assez énergiquement pour parer aux désordres fonctionnels causés par les gommes cérébrales : la stamotite mercurielle, la salivation, et les désordres gastro-intestinaux sont ainsi épargnés au patient.

J'ai démontré que l'injection du cyanure de mercure agit non seulement comme spécifique de la syphilis, mais que sa valeur est remarquable pour l'antisepsie générale, curative des diverses diathèses infectieuses, telles que l'anémie pernicieuse progressive, et cette scrofulo-tuberculose, dont l'origine première est probablement la syphilis héréditaire à la troisième ou quatrième génération. La chloro-anémie dite simple, mais qui persiste à l'état chronique, après l'adolescence, est elle-même très favorablement influencée par quelques injections de cyanure de mercure, que le médecin peut pratiquer, sans effrayer sa jeune malade ; tandis que les préparations pharmaceutiques de mercure sont demeurées sans action, dans les rares cas où l'on a osé les formuler contre la chlorose.

Ma formule :

<pre>
Cyanure d'hydrargyre........................... 50 centigrammes.
Eau stérilisée camphrée........................ 50 centimètres cubes.
</pre>
Dose maxima : une seringue d'un centimètre cube.

n'a rien qui puisse effrayer le corps médical, d'autant plus que l'injection n'est qu'à peine douloureuse, pour un jour, comme une légère contusion. Cependant ma publication fut passée sous silence ; on retint la notion que le mercure peut s'administrer sous la peau, et l'on chercha des préparations qui pussent porter d'autres noms que le mien.

Bientôt apparut une solution de bichlorure de mercure, dont le nom vulgaire, « sublimé corrosif », indiquait déjà l'action nocive sur les tissus qui le rend impropre à l'hypodermie. Puis vint le peptonate de mercure, qui est le prototype des préparations défectueuses, plus haut citées, dans lesquelles une substance difficilement soluble dans l'eau, et caustique, est incorporée par un subterfuge et au moyen d'un corps intermédiaire, qui modifie son état chimique, tout en produisant une solution qui ne peut être qu'un magma instable infidèle et mal dosé.

Après ma présentation des solutions huileuses d'essences végétales, apparurent en Allemagne d'abord, puis en France, les préparations de mercure métallique suspendu dans l'huile, dite « grise », sorte d'onguent gris raffiné ; puis celles du calomel et d'oxyde jaune insolubles, en suspension dans l'huile, dans la vaseline de pétrole ou dans la glycérine.

Les promoteurs des injections du mercure métallique et de ses sels insolubles, recommandaient de les injecter rarement et à très grandes doses, dans l'épaisseur des muscles, ou dans celle des paquets graisseux du derme ; leur théorie était que ces corps insolubles seraient peu à peu imbibés par les chlorures alcalins liquides dans les tissus, et transformés progressivement en bichlorure de mercure soluble qui serait absorbé lentement, sous la direction de l'excellente nature, réglant ainsi la mercurialisation de l'individu selon la plus ou moins grande acuité de sa syphilis!

Sans me permettre de sourire de la foi que ces confrères, piétistes ou panthéistes, affichaient en la providence de la *natura medicatrix*, à laquelle ils confiaient un soin de dosage journalier que d'habitude les praticiens se réservent, j'ai objecté l'imminent danger d'intoxication auquel ces préparations exposent les malades, et l'événement m'a donné trop souvent raison. J'ai dit qu'il suffira d'un coup, d'un massage sur la région injectée, pour que tous les globules du mercure métallique, tous les atomes du calomel ou de l'oxyde jaune soient étalés hors de l'apparence de kyste où l'injection les avait déposés; qu'aussitôt afflueront les chlorures liquides normaux, que la moindre irritation des tissus attire en des gonflements inflammatoires; et que ces chlorures transformeront le protochlorure insoluble et le mercure métallique en deutochlorure caustique et toxique *soluble*, par conséquent absorbable, dont la causticité produira une violente nécrose locale, pendant que la masse absorbée et versée à la fois dans la circulation occasionnera l'intoxication la plus aiguë.

Ainsi le mercure peut fournir les trois formes de préparations, dont je viens de parler : la solution injectable du cyanure soluble, sel chimique, parfait, efficace et correctement dosable; la solution complexe et instable d'un peptonate ammoniacal, mal défini chimiquement et mal dosé; et le magma absolument non injectable formé par la suspension du mercure métallique ou de ses sels insolubles dont les doses absorbées ne sont pas calculables [1].

Je pense avoir l'autorité de professer qu'en tous cas et pour tous les agents médicamenteux, la forme soluble seule doit être acceptée par les praticiens désireux d'appliquer l'hypodermie avec toutes les garanties d'innocuité et d'efficacité qu'elle offre à ses adeptes consciencieux.

La découverte du véhicule dissolvant injectable formé d'huile végétale appliqué à une grande quantité de substances insolubles dans l'eau, a considérablement augmenté le nombre des médicaments injectables de la pharmacopée hypodermique.

Le nombre des remèdes nouveaux s'est encore accru de celui des substances qui, insolubles dans l'eau et peu solubles dans l'huile simple, se dissolvent dans certaines essences végétales, telles que l'essence d'eucalypte, de girofle, etc. Cette solution peut alors être diluée dans l'huile, et devenir parfaitement injectable, efficace et innocente aux tissus, à des titres et à des doses auxquels jamais on n'eût soupçonné pouvoir mettre la substance au contact des tissus sous-cutanés.

Ainsi l'acide phénique cristallisé, dont une solution aqueuse à 2 % est déjà gravement caustique, me fournit par ce procédé une solution huileuse, injectable et innocente, aux titres invraisemblables de 15, 20 et même 30 % ; si bien qu'en injectant une seringue

---

1. Nous savons qu'au laboratoire pharmaceutique de Sceaux on prépare une solution de biiodure de mercure dans *l'huile*, mais nous n'avons pas eu encore entre les mains cette préparation nouvelle, qui serait dosée à cinq milligrammes.

de 4 centimètres cubes de solution titrée à 20 %, j'administre d'un coup la dose de 1 gramme d'acide phénique cristallisé, et j'obtiens des résultats d'antisepsie médicale, incroyables pour ceux qui ne connaissent que la thérapeutique classique, et inabordables pour eux.

L'épidémie d'influenza, (deingue infectieuse) vient de renouveler des preuves cent fois offertes, à qui veut voir, dans les épidémies précédentes. La maladie dure deux semaines, la convalesceuce autant, et la mort survient souvent, avec l'allopathie des symptômes ; avec l'hypodermie désinfectante, la crise est terminée en deux jours.

6. *Quant aux véhicules.*

La qualité du produit primaire, chimique ou botanique, est loin d'être seule en cause à propos des solutions injectables ; le « véhicule dissolvant » possède une aussi grande importance.

Le premier dissolvant en véhicules employé par Pravaz pour ses injections de perchlorure de fer, par Ryndt, Wood, etc., pour leurs injections de morphine, fut l'eau distillée simple, 1857-60.

Ce fut aussi l'eau distillée simple que j'employai, avec Grisolles, à l'Hôtel-Dieu, 1862, pour les injections de sulfate d'atropine. Les premiers partisans de l'injection souscutanée ne connaissaient ni les microbes ni les septicités, on ne saurait leur reprocher le peu de perfection de leur véhicule. Sans aucun doute, bon nombre des phénomènes rapportés par eux au médicament étudié seraient aujourd'hui taxés, avec raison, comme occasionnés par l'impureté du véhicule, par celle du produit chimique, ou par celle de l'instrument.

Plus tard, les auteurs tentèrent, empiriquement, de faire disparaître les inconvénients attribuables au véhicule d'eau simple, en l'additionnant d'émulsion gommeuse, ou de sucre, ou de glycérine.

Le véhicule d'eau et de glycérine est encore presque généralement en usage, mais l'eau a été bouillie et la glycérine choisie bien neutre et purifiée.

C'est dans l'eau glycérinée au quart que j'ai dissous les phosphates de soude, injectables comme toniques et reconstituants généraux des tissus, dont j'ai découvert la valeur inattendue en les étudiant dans mes recherches des purgatifs hypodermiques, communiquées en 1883 à la Société de médecine pratique ; je les ai publiés dans le journal *Médecine hypodermique*, en 1884, comme toniques reconstituants à injecter contre les anémies, graves, simples, ou produites par le diabète, l'albuminurie, la syphilis, etc.

L'élément glycérine se retrouve, sous une forme différente, si ce n'est plus utile, dans les glycéro-phosphates, publiés à l'Académie, en 1891, par M. Albert Robin.

D'autres auteurs, pensant atténuer la septicité des solutions, ou assurer leur conservation incessamment altérée par la formation d'algues et de micophytes, additionnèrent leur véhicule avec de l'eau de laurier-cerise, dite incorruptible. Si les novateurs avaient pris la nécessaire précaution d'étudier, sur eux-mêmes, le premier effet de ces piqûres, ils eussent aussitôt, je l'espère, cessé d'imposer, à leurs patients, les très vives douleurs causées par le laurier-cerise. Leurs solutions, du reste, se conservaient à peine plus longtemps.

Après de longues et fort douloureuses recherches de toutes les substances calmantes ou conservatrices qu'on put associer aux solutions aqueuses, pour les rendre indolores et plus stables, j'ai la certitude acquise que le meilleur véhicule est le plus ancien, c'est-à-dire l'eau pure, mais l'eau bien distillée fraîche et au besoin bouillie à nouveau, et c'est par la pureté aseptique absolue du produit chimique que j'obtiens l'asepsie du médicament.

L'eau additionnée de part égale d'eau camphrée, parfaitement préparée et fraîche, ou la présence d'un fragment de camphre pur, flottant sur les solutions les plus instables, leur assurent une conservation amplement assez longue. Un flacon tube en celluloïde de camphre fournit le même résultat.

Jadis on ne connaissait que l'eau et que la solution aqueuse; les très nombreux corps insolubles dans l'eau étaient inabordables aux partisans de l'injection. Je fus frappé de cette lacune considérable, et regrettable surtout à propos des produits naturels botaniques : les essences végétales de fleurs ou de feuilles, dont les vertus balsamiques, purificatrices, antiseptiques et antimiasmatiques, et plus précisément antimicrobiennes, sont indiscutables, puisque les « microbes de la mort » n'ont trouvé aucune prise sur les cadavres des Pharaons embaumés d'essences et momifiés, depuis des milliers d'années. Je me mis en tête d'arriver à injecter, non plus des cadavres, mais des vivants, avec ces énergiques substances, si étonnamment négligées par la thérapeutique moderne.

J'y ai réussi, sans leçons ni conseils, car nul ne connaissait un mot à ce sujet; mais avec des souffrances, que je veux oublier puisqu'elles m'ont conduit au succès, mais que je refuserais de supporter à nouveau; et avec une somme de travail que ne peuvent apprécier ceux qui en recueillent les fruits, avec tant de facilité et d'abondance, depuis qu'ils ont reçu de moi la « solution huileuse ».

Mais, avant de fixer définitivement le choix de mon dissolvant-véhicule sur l'huile végétale d'olive stérilisée par la chaleur, je m'étais longtemps fatigué et endolori en essayant l'alcool, les éthers, et surtout les huiles minérales dérivées des naphtes et des pétroles, les pétrovaselines et les vaselines plus ou moins liquéfiées.

Ces véhicules sont tous inacceptables. Les alcools, les éthers, les benzines occasionnent des douleurs terribles et des gangrènes de la peau; les vaselines sont inassimilables à nos tissus animaux, parce qu'elles sont « minérales ». Ce fut une grande faute, cause d'un long retard, dans des controverses sans fin, que commirent ceux qui, voulant s'approprier mes injections d'eucalyptol, de menthol, de camphre, etc., sans nommer leur auteur, reprirent pour véhicule l'huile minérale, que j'avais abandonnée, et livrèrent, sous leurs noms, des solutions d'eucalyptol dans la vaseline liquide : 1887.

Officiellement et chaudement recommandée, elle sombra cependant bien vite sous ses déplorables résulats, cette sophistication qui annihilait l'action de l'eucalyptol sous l'inertie de la vaseline inassimilable. Alors on s'empara de l'huile végétale d'olive stérilisée, et ce fut l'eucalyptol que l'on sophistiqua, avec de la créosote, de l'iodoforme, etc., etc.; puis, la créosote, ce produit industriel, variable et infidèle, s'étant acquis la détestable réputation qu'elle mérite, on la débaptisa et, sous le nom de gaïacol, on en fit, dans l'huile d'olive, des solutions auxquelles, malgré tous efforts, on ne put donner qu'une vogue aussi éphémère que le furent ses résulats thérapeutiques.

Le véhicule « huile végétale d'olive stérilisée » est demeuré au premier rang, qui est bien le sien, mais le nom de son inventeur fut obstinément supprimé.

Aujourd'hui la pharmacopée hypodermique est enrichie d'un grand nombre de médicaments de grande puissance, que la méthode de solution huileuse a rendus injectables. Parmi ces nouveaux remèdes, je revendique l'eucalyptol, le menthol, le thymol, le camphre, l'apiol, l'iode, le phénol, le salol, la paraldéhyde et le phosphore.

Il est donc bien certain que la question véhicule est d'une importance majeure pour la pharmacopée hypodermique.

7. *Quant à l'injection sous-cutanée.*

Je viens d'écrire que les injections doivent être pratiquées au moyen de seringues transparentes, sans embouts opaques, formées d'un cylindre de verre, ou mieux, de celluloïde aseptique et incassable, contenant de 2 à 5 centimètres cubes. Le piston du cuir embouté, le seul pratique, est éloigné du contact de la solution par une rondelle aseptique à glissement hermétique dans le cylindre. La seringue est armée d'une fine aiguille d'acier trempé, dur, flexible, longue de 4 à 5 centimètres, et à talon aseptique et transparent de celluloïde.

J'ai dit que la solution doit être « injectable », composée d'un remède unique, entièrement dissous dans un véhicule assimilable, aseptique et simple, eau ou huile végétale stérilisée. La solution doit être titrée de telle façon que le volume, contenu dans la seringue de 1 centimètre cube, forme la dose moyenne, pour l'adulte, des remèdes très actifs à faible dose, tels que les alcaloïdes et les métaux. Les solutions aqueuses des phosphates, chlorures, etc., et les solutions huileuses demandent de plus grands volumes, et les seringues de 3, 4 ou 5 centimètres cubes doivent suffire pour la dose maxima du remède.

J'ai enseigné que le lieu d'élection pour toutes les injections est le côté de la hanche, entre la crête iliaque et le creux trochantérien; exceptionnellement, le malade qui se pique lui-même peut le faire plus bas, sur la fesse, la cuisse, ou au-devant des pectoraux et dans la paroi abdominale, quoique les régions soient plus délicates, plus sensibles que la fesse et la hanche. Les raisons déterminantes du choix de la hanche, depuis la crête iliaque jusqu'au méplat latéral de la fesse, sont sérieuses, pratiques et scientifiques. Pratiques, car chez le sujet vêtu, homme ou femme, le côté de la hanche est le point le plus facile à découvrir à lui seul, sans dévêtir le reste du corps. Il est le point qui reçoit le moins de chocs ou de compressions, et où se font le moins de mouvements des muscles sous la peau; celui où le très libre glissement de la peau permet d'en soulever un grand pli pour la piqûre, comme aussi de la déplacer largement par le massage qui doit étaler au loin la solution. Scientifiques, car là les diverses couches de la peau, et du derme bien adhérentes entre elles, se soulèvent ensemble fort loin de l'aponévrose musculaire; là, la surface du derme est le moins sensible à la piqûre; l'épreuve de l'appréciation du contact de deux pointes voisines montre de larges espaces où une pointe seule est sentie, parce que les filets nerveux y sont plus distants. Les vaisseaux sanguins capillaires y sont plus rares; les capillaires lymphatiques y sont plus éloignés de ganglions susceptibles de s'enflammer.

Si quelque accident devait survenir, une dermite, une cellulite, un abcès y seraient d'une importance beaucoup moindre qu'aux membres. La cicatrice d'une incision nécessaire, ou la tache, le tatouage produit par le séjour d'une substance insoluble n'y offusquent pas la vue; ce que j'ai vu, très désagréablement, sur des jeunes femmes piquées aux bras et aux épaules, avec des solutions insolubles de fer, ayant laissé de vastes taches bleues, indélébiles, qui les faisaient maudire leur opérateur.

Là enfin, le derme, le sous-derme et même les muscles sont le moins parcourus par de gros vaisseaux sanguins, dans lesquels, par accident, l'aiguille pourrait lancer la solution par injection intra-vasculaire, et causer peut-être des coagulations.

Cette dernière considération est importante, car l'injection intra-vasculaire exige des conditions cent fois plus difficiles et délicates que la piqûre sous-cutanée, seule étudiée ici.

Le but de l'injection sous-cutanée et une absorption progressive par endosmose à travers les parois saines et closes des capillaires sanguins et lymphatiques. Les solutions « injectables » sous la peau sont préparées dans ce but seul; elles sont inacceptables pour l'injection intra-vasculaire : « infusion ». Leurs titres de solution, de concentration, exigent qu'elles soient diluées dans les liquides chlorurés normaux qui imbibent nos tissus. L'endosmose capillaire et un filtrage réel et efficace, qui ne laisse passer que des fluides parfaitement digérés; si quelque cristal s'était reformé, ou avait été introduit, ou quelque poussière, ces corps solides seraient repoussés par le vaisseau, ils demeureraient dans le tissu cellulaire jusqu'à complète dissolution du cristal, ou enkystement de la poussière si elle est inerte, ou jusqu'à son expulsion par un abcès simple, si elle est offensante. En aucun cas l'injection hypodermique correcte n'expose à une embolie.

Je pratique d'ordinaire deux injections, séance tenante, par exemple une d'arsenic, l'autre d'eucalyptol; je prépare les deux seringues à la fois, je pique l'une en haut de la hanche, l'autre, sans désemparer, à dix centimètres plus bas, et je fais un seul massage de de la région.

Le lendemain, je puis faire deux autres piqûres, à trois ou quatre centimètres à côté des premières; et ainsi de suite, toujours dans la même région, pendant un mois au plus s'il le faut. Il ne se produit pas de douleur notable, au contraire, la région s'insensibilise d'une façon si réelle, que sur ma hanche, qui, il est vrai, a reçu des milliers d'injections variées à l'infini pendant mes recherches de médicaments nouveaux, je dois regarder dans une glace pour savoir que l'aiguille est à fond, car ma peau ne la sent plus. Le sous-derme cependant apprécie parfaitement le liquide.

On peut pratiquer, sans inconvénient réel, à la même place, deux ou quatre injections diverses et journalières, pendant une semaine, pour la cure d'une maladie aiguë; pour le traitement d'une affection chronique, comme la tuberculose, on fait quinze, puis dix, puis quatre et deux injections par semaine, pendant trois mois, et puis une par semaine pendant deux années.

Les malades qui apprennent à se piquer, ne sont pas du premier coup, adroits et hardis, ils ne vont pas assez loin, ou trop loin, et se font quelques injections défectueuses et douloureuses, parfois suivies de rougeurs et de légers gonflements. Si leur plainte est motivée, je fais appliquer, le soir, sur la région, une fomentation très chaude, faite avec une serviette épaisse, repliée et plongée dans de l'eau à peu près bouillante. La réaction emporte, d'ordinaire, rougeur, gonflement et douleur.

Si, causée par suite de quelque malpropreté septique, une induration a résisté, pendant deux ou trois jours, aux fomentations, et qu'elle se localise sans tendance à la résolution, il ne faut pas hésiter à l'ouvrir au centre, et profondément, avec un bistouri très étroit; l'incision donne issue à un peu de sang noir, qui entraine deux ou trois grumeaux blanchâtres de pus en fermentation dans lequel on trouverait la poussière cause de l'accident; et tout est réparé en peu d'heures. Si on a attendu trop longtemps et que la suppuration ait creusé une poche dans le tissu graisseux; après l'évacuation, on prend une seringue de Ricord, en verre, dont le bout en olive remplit l'étroite incision, et on lave deux ou trois fois la poche, avec une solution d'acide phénique à un pour cent d'eau chaude. Ainsi traitée, puis comprimée sous un tampon d'ouate et de linge, la poche de l'abcès disparaît en deux jours, trois au plus.

Je répète que, si l'on adopte des solutions réellement injectables et des seringues aseptiques, les accidents d'injection sont infiniment rares, toujours sans gravité, et toujours causés par quelque malpropreté externe, que la pratique apprend à éviter.

Un si léger accident, au cours d'un traitement efficace, ne diminue en rien chez le patient, sa confiance à la méthode hypodermique, dont il apprécie déjà la rapide et sérieuse puissance.

8. *Manuel opératoire.*

Voici le manuel opératoire de l'injection hypodermique, tel que je l'ai bien souvent professé depuis 1880, le pratiquant depuis 1861.

La solution injectable ne doit pas, pour chaque injection, être puisée, avec la seringue, dans le flacon de 30 ou 60 centimètres cubes provenant du laboratoire, car l'asepsie de tout le flacon « en vidange » serait compromise par les divers contacts avec l'air ou avec le bec de la seringue; mais ce flacon, ordinairement tenu bouché et enfermé dans son carton, ne doit servir que pour remplir le tube de 8 centimètres cubes, en celluloïde, à double bouchage, contenu dans la trousse, et dont la tête est de la même couleur que les têtes de sa seringue et de ses aiguilles — couleur blonde pour les solutions huileuses, couleur blanche pour les solutions aqueuses des alcaloïdes, couleur rouge pour les solutions de métalloïdes. — Cet appareillage des ustensiles a pour but d'éviter de mélanger des substances salines qui se nuiraient chimiquement, ou physiquement, comme de l'huile et de l'eau.

Pour remplir la seringue, on adapte son bec au tube, dont on a enlevé le petit bouchon à tête plate, qui fermait le pertuis foré au milieu du grand bouchon, lequel ne doit être ouvert que pour le remplissage du tube. La seringue étant ajustée au tube, on relève celui-ci le fond en haut, on tire lentement le piston, le liquide est aspiré dans la seringue; celle-ci étant remplie, on la détache du tube, que l'on referme aussitôt, et on adapte l'aiguille au bec de la seringue. Aucune poussière n'a pu pénétrer, et aucune évaporation n'a pu se faire, dans le tube ni dans la seringue. Si une bulle d'air se trouve dans la seringue, on la chasse en poussant un peu le piston; on projette ainsi quelques gouttelettes de liquide, qui remplit l'aiguille et en jaillit, en démontrant que l'aiguille n'est pas bouchée et ne contient aucune poussière.

Selon la figure schématique ci-contre[1], la seringue, remplie et armée de son aiguille, est tenue de la main droite, comme on tient une plume à écrire. La main gauche soulève, sur le milieu de la hanche, un grand pli formé de tout le derme, pincé entre le pouce en avant et les doigts en arrière. La seringue, placée parallèlement à la surface générale de la hanche, présente la pointe de l'aiguille sous l'ongle du pouce, horizontalement, et par conséquent perpendi- 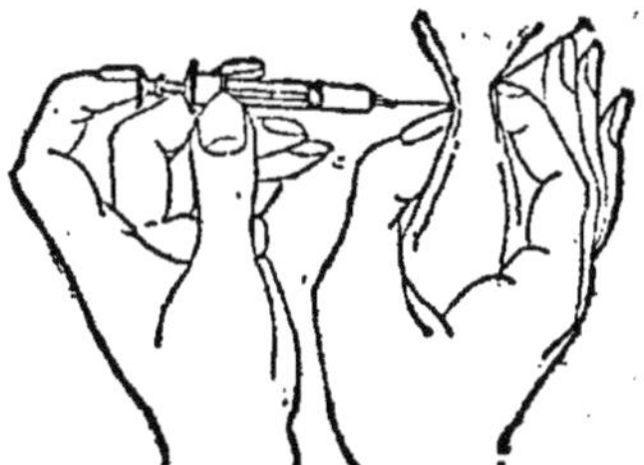 culairement au pli relevé. D'un seul coup rapide, l'aiguille est poussée dans le pli, tout entière, jusqu'à son talon; le pli est lâché, la peau retombe en place et l'aiguille se

____

1. Le dessin a été renversé par sa reproduction, on est prié de regarder l'image à l'envers, gauche pour droite vue « en miroir. »

trouve couchée sur l'aponévrose, dessous le derme, dans l'espace virtuellement libre qui permet le glissement de la peau sur les muscles.

Le pli de peau doit être piqué au milieu de la longueur de sa base, dans l'angle rentrant formé entre la peau plate et la peau relevée; en ce point, il est certain que lorsque la peau laissée libre se reculera pour reprendre sa position normale, l'aiguille dégagée ne piquera ni l'aponévrose ni la surface profonde du derme. Si on plonge l'aiguille à la pointe saillante au bout du pli, il y a beaucoup de chances pour que l'aiguille pénètre obliquement et que son bec reste dans l'une des parois latérales du pli; ainsi l'injection serait poussée dans l'épaisseur du derme et trop vers la surface de la peau, ce qui est une faute douloureuse.

L'aiguille étant donc allongée sous le derme, l'index droit vient se poser sur la tête du piston et le pousse d'une pression continue, pour envoyer d'un seul jet toute l'injection. Le liquide est ainsi porté à quatre ou cinq centimètres loin de la piqûre d'entrée; et, lorsque l'aiguille sera retirée, le canalicule de perforation, creusé dans la peau étirée par la traction qui soulevait le pli, sera effacé par le retour à leur place des diverses couches du derme. Aucune gouttelette de l'injection, déposée plus loin, ne pourra retrouver la sortie et s'insinuer dans l'épaisseur du derme. Or, chacun peut observer que telle solution, qui semble absolument indolore dans le tissu cellulaire sous-cutané, occasionne une douleur parfois fort vive, et suivie d'une rougeur inflammatoire, lorsqu'elle arrive au contact des cellules nerveuses, des filets lymphatiques ou des capillaires sanguins contenus dans l'épaisseur du derme. Là est l'explication de la nécessité des longues aiguilles, souvent même à peine assez longues pour pouvoir se coucher sous le derme très épais des sujets en bon point.

Si le liquide est poussé sous l'épiderme seulement, il le soulève en forme de phlyctène fort douloureuse, comme celle d'une brûlure.

Mais si au contraire l'aiguille, poussée trop profondément, a traversé l'aponévrose et a introduit la solution dans l'épaisseur du muscle, celui-ci réagit par une douleur contuse, qui gêne les mouvements du membre, et la solution risque de pénétrer dans un vaisseau sanguin, ce qui n'est pas le but de l'injection sous-cutanée, dont l'absorption doit être progressive, par endosmose, et non point soudaine, intravasculaire.

Lorsque la seringue est vidée, rapidement si elle contient un centimètre cube, plus lentement si elle est de quatre ou cinq centimètres cubes, le praticien appuie un doigt de sa main gauche sur le trajet de l'aiguille, en avant de son talon, afin que le canalicule de perforation s'efface, aussitôt que l'aiguille en est retirée, avec la seringue rapidement emportée par la main droite, qui ne l'a pas lâchée, depuis qu'elle l'a saisie pour opérer. La main gauche, dont le doigt n'a pas quitté le point sous lequel étaient le canalicule du derme et l'invisible perforation de l'épiderme, appuie un peu plus fort sur la peau; elle commence un massage local, dont le but est d'empêcher la formation d'une bosse liquide, et d'étaler la solution plus au loin, dans les mailles du tissu cellulaire, au contact du réseau capillaire de l'aponévrose, qui l'absorbe, par endosmose, en moins d'une minute.

La rapidité de cette absorption est très grande, lorsque la solution parfaitement

« injectable » et neutre n'offense pas les tissus et ne contracte pas les capillaires. Bien souvent, avant que le court massage de la hanche soit achevé, le client annonce qu'il a dans la bouche l'odeur de l'essence volatile que je lui ai injectée ; et sans que je l'aie prévenu de mon choix parmi les antiseptiques balsamiques, il reconnaît l'effluve de l'eucalyptol, du menthol ou du thymol.

Le massage étant achevé, il faut reprendre la seringue, que l'on avait déposée sur un linge blanc de lessive ; si elle a contenu une solution huileuse, il n'y a rien à faire que séparer l'aiguille de la seringue et les remettre en place dans la trousse. S'il s'était agi d'une solution aqueuse d'alcaloïde, il suffit de manœuvrer trois ou quatre fois le piston pour bien vider seringue et aiguille, et de replacer l'aiguille, debout, dans son trou du parchemin recouvrant le pot porte-aiguilles, plein d'huile aseptique, d'où on l'a tirée pour l'employer. Si la solution était d'un métalloïde, l'aiguille doit être traitée de même que la précédente, mais il est prudent d'aspirer et refouler dans la seringue de l'eau aseptique, soit distillée, bouillie et refroidie, afin d'éviter quelque cristallisation possible du métalloïde, qui pourrait altérer la solution prochaine.

Les aiguilles placées debout, dans l'huile du pot porte-aiguilles, s'y remplissent, par capillarité, d'huile, qui les maintient en parfait état de perméabilité et de propreté aseptique, constante, au dedans et au dehors. Il n'est jamais besoin de recourir aux diverses manœuvres officielles, dont j'ai montré l'illusion et l'inutilité au point de vue de l'asepsie.

C'est dans la perfection de la solution que siègent, réellement, les difficultés de la pratique hypodermique, ainsi que les irrégularités de résultats qui font varier l'opinion des médecins, savants peut-être dans la routine classique, mais inexperts en hypodermie.

Dr Roussel.